LA RAGE

SON MEILLEUR PRÉSERVATIF

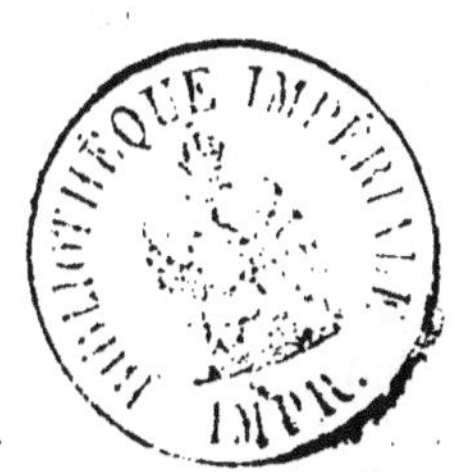

> Le meilleur préservatif de la rage, c'est la connaissance exacte des phénomènes insidieux, et peu connus généralement, du début de cette terrible affection.

La rage a été décrite improprement sous le nom d'*hydrophobie* (horreur de l'eau et en général de tous les liquides.) Nous savons parfaitement aujourd'hui que non-seulement le chien enragé n'a pas horreur de l'eau, mais, que pressé par une soif ardente, il boit souvent avec avidité. Il n'est donc plus besoin de nouvelles épreuves pour faire rejeter l'application générale du mot *hydrophobie*, capable tout au plus d'endormir dans une sécurité funeste.

I. — *Statistique des cas de rage.*

En 1850, une enquête générale et permanente sur tous les cas de rage qui se produisent en France fut instituée par l'administration ; et en 1859, M. Tardieu faisait au comité consultatif d'hygiène publique un rapport dont nous croyons utile de résumer les conclusions :

1° *Le nombre des cas de rage* que l'enquête a fait connaître durant ces 10 années s'élève à 239.

2° *Le sexe* des victimes que fait la rage chez l'homme n'a qu'un intérêt secondaire, et nous nous bornons à signaler que les 239 cas appartiennent, 175 au sexe masculin et 64 au sexe féminin.

3º Eu égard à *l'âge*, nous voyons chaque année se confirmer le fait que l'âge le plus tendre n'est pas à l'abri de la contagion de la rage.

4º L'origine de la contagion, eu égard à l'*espèce de l'animal* dont la morsure a produit la rage, ne présente que bien peu de variations, et se rapporte toujours presque exclusivement au chien. Les chiffres fournis sur ce point par l'enquête depuis 1850 jusqu'à 1859, donnent le résultat général qui suit. Sur un total de 228 cas,

188	proviennent	de la morsure	du chien.
26	—	—	du loup.
13	—	—	du chat.
1	—	—	du renard.
228			

Le chien est donc, dans l'immense majorité des cas et par le fait du développement spontané de la rage, le point de départ de la contagion.

5º Le *siége des blessures* par lesquelles a eu lieu l'inoculation de la rage, est un indice frappant de la facilité avec laquelle la contagion s'est opérée. Sur 145 cas où le siége des morsures a été noté, on trouve qu'elles ont été faites :

Aux membres supérieurs, et princip^{nt} sur les mains.	79	fois.
Au visage	37	
Aux membres inférieurs	29	
	145	

6º L'une des questions qui intéressent particulièrement les mesures de police à prendre contre les chiens qui peuvent être menacés de la rage, est celle qui est relative à l'*époque où se développe* le plus généralement la maladie. C'est à ce point de vue que la statistique fournit, pour toutes les périodes de l'enquête, des chiffres importants à consigner. En les réunissant en un seul total, on voit les 181 cas où ce point a été noté, répartis par ordre de fréquence :

    En juin, juillet, août. . . . .   66 cas.
        Mars, avril, mai.   44
        Décembre, janvier, février. . .   40
        Septembre, octobre, novembre . .   31
                                          ———
                                          181

Ou si on divise l'année en deux parties :

        110 cas pour les saisons chaudes,
        71 seulement pour les saisons froides.

La différence est marquée sans doute en faveur des mois où la température est la plus élevée, mais il n'en demeure pas moins constant qu'aucune saison ne s'oppose réellement au développement de la rage, et ne peut en rendre les effets moins redoutables.

7° Sur 198 individus atteints de morsures virulentes, 112 seulement ont contracté la rage, c'est à dire que 4 sur 10 environ échappent à la contagion. Mais il est bon de le dire, pour donner à ce chiffre proportionnel toute sa valeur, il faudrait pouvoir établir avec précision dans quelles conditions particulières se sont trouvés ceux que la maladie a épargnés ; quel a été chez eux le siége des morsures, s'ils ont été mordus après les autres, si l'inoculation a réellement eu lieu, si l'animal qui les a blessés était devenu spontanément enragé ou n'avait reçu la rage qu'après plusieurs transmissions, circonstances qui peuvent bien être soupçonnées quelquefois, mais bien rarement démontrées avec certitude. Enfin, il faut tenir compte de l'efficacité des moyens préventifs employés.

8° Quant à la *durée de l'incubation de la rage,* — c'est-à-dire au temps qui s'écoule entre l'inoculation du virus et l'apparition des phénomènes rabiques, — durée dont la connaissance est si importante au point de vue de l'appréciation des effets probables de morsures suspectes, 147 cas portent la mention exacte du temps après lequel a éclaté la rage, à partir de l'inoculation, et donnent pour la durée de l'inoculation moins de :

1 mois.	26 cas.
1 à 3 mois	93
3 à 6 mois	19
6 à 12 mois	9
	147

Ainsi se vérifie de plus en plus ce fait capital que presque toujours les effets redoutables de la contagion rabique ne se font pas attendre au-delà de quelques semaines, et que ce n'est qu'exceptionnellement que l'explosion de la rage est retardée au-delà de trois mois. — La durée de l'incubation paraît avoir été d'autant plus courte, que les sujets atteints étaient plus jeunes.

9° Lorsque la rage a éclaté, on sait quelle en est la *marche* rapide et la *terminaison* fatale. La mort, dans tous les cas et sans exception, est toujours venue mettre fin aux souffrances des malheureux atteints de la rage, et ne s'est jamais fait longtemps attendre. Les chiffres que l'enquête a réunis depuis dix ans, nous montrent que sur 161 cas, la durée exactement calculée de la rage confirmée n'a pas dépassé :

2 Jours dans		34 cas.
4	—	98
6	—	24
7	—	2
8	—	2
9	—	1
		161

10° Il reste à parler de l'utilité absolue et de l'efficacité relative des *moyens destinés à empêcher le développement* de la maladie chez les personnes mordues par des animaux enragés, notamment de la cautérisation à l'aide des divers caustiques. L'enquête a pu réunir 115 cas suivis de mort pour lesquels on a noté avec soin la manière dont ont été traitées les morsures faites par des animaux enragés, et dont l'analyse a donné le tableau suivant :

Années.	Morts de la rage.	Pas de cautérisation	Cautérisation tardive.	cautérisation insuffisante.
1852 } 1853 } 1854 }	44	26	18	»
1855	21	11	5	5
1856	20	11	6	3
1857	13	10	3	»
1858	17	6	5	6
	115	64	37	14

Dans tous ces cas on voit manifestement paraître les funestes conséquences de la non-cautérisation des morsures faites par les animaux enragés, et de la cautérisation tardive, c'est-à-dire de celle qui n'est opérée que plusieurs heures après l'inoculation, alors même qu'elle serait faite avec le fer rouge ou avec les plus puissants caustiques; mais il faut remarquer, en outre, que certains caustiques employés même immédiatement après la morsure, n'ont eu aucune efficacité préservatrice, et que dans un certain nombre de cas le nitrate d'argent, l'alcool, l'ammoniaque, appliqués sur les plaies d'inoculation très-peu d'instants après qu'elles avaient été faites, sont restés complétement impuissants à prévenir le développement de la rage. On ne saurait donc répéter avec trop d'insistance que le seul refuge contre ce mal redoutable est la *cautérisation immédiate avec le fer rouge*, et que tout autre moyen compromet l'avenir par la perte irréparable des seuls moments où le traitement préventif est applicable. Combien n'est-il donc pas regrettable de voir se perpétuer, malgré les progrès de la science et les efforts incessants de l'administration, des pratiques absurdes, des superstitions d'un autre âge, qui, remplaçant le seul traitement encore efficace, livrent de malheureuses victimes à un mal qui ne pardonne pas. Il serait trop long de passer ici en revue les breuvages, les mixtures, les remèdes impuissants, par lesquels les empiriques, comme il s'en trouve malheureusement dans presque tous les pays, ne craignent pas d'abuser les populations crédules de nos campagnes.

11° Quant aux *mesures prophylactiques* administratives ou autres, dirigées contre le développement ou la propagation de la rage, quant au *traitement curatif* de la rage confirmée, la sollicitude de l'administration, les recherches des voyageurs, les tentatives des empiriques et des expérimentations plus ou moins rationnelles des médecins, n'ont pas réussi à réaliser un seul progrès sérieux. La taxe municipale, malgré les espérances qu'on en avait conçues, n'a produit que peu d'effet. Nous en dirons autant des mesures de police dès longtemps connues, et de celle qui consisterait à ranger les chiens dans la classe des animaux dangereux, qui ne peuvent être laissés en liberté. On ne peut accorder plus de confiance aux opérations sous la langue des chiens, dans le but de les mettre hors d'état de communiquer la rage par morsure. Parmi les remèdes tentés, nous n'avons absolument rien trouvé qui mérite d'être signalé, et qui puisse modifier le pronostic désespéré auquel devra toujours donner lieu l'apparition des effrayants symptômes de la rage confirmée.

II. — *Le meilleur préservatif de la rage.*

L'expérience a démontré à la fois l'inefficacité des moyens employés pour diminuer les cas de rage constatés chaque année, mesures de police, impôt sur les chiens, etc., et la non moins complète inutilité des prétendus spécifiques indigènes ou exotiques tant vantés pour prévenir et combattre la maladie. En présence d'un pareil état de choses, un seul moyen existe donc

de nous mettre en garde contre les animaux enragés;
c'est d'être en mesure de distinguer la physionomie de
l'animal sous le coup des premiers signes de la rage, —
avant qu'il soit devenu dangereux pour son maître, —
de celle de l'animal bien portant; la peinture exacte et
frappante des premiers symptômes de la rage peut
seule mettre sûrement à l'abri des effets de la maladie,
et il est indispensable, pour que la préservation soit
complète, de détruire certains préjugés, de redresser
les erreurs nombreuses qui règnent au sujet du terrible
fléau; — c'est ce que nous allons essayer de faire.

III. — *Signes de la rage.*

La rage se rencontre chez le chien sous deux formes
différentes, savoir : la rage *furieuse* et la rage dite
mue.

La rage *furieuse* commence par un *changement dans
la manière d'être habituelle* des chiens. Tantôt ce changement est visible pour chacun, tantôt il ne frappe que
l'observateur attentif et le propriétaire, qui connaît la
manière d'être habituelle de son chien. A ce changement succède une espèce de *démence périodique* ou un
délire, et enfin apparaît une *paralysie* partant principalement de la moelle épinière.

On remarque d'abord, tantôt que les malades sont
plus gais, plus aimables, plus serviables; tantôt qu'ils
sont plus sensibles, plus violents, plus irascibles dans
l'usage auquel ils servent; tantôt qu'ils ne restent pas
tranquilles; d'autres fois, ils sont, au contraire, mous,
paresseux et de mauvaise humeur.

Inquiétude, agitation. — Dans les cas les plus ordinaires, les premiers signes de la rage sont d'abord
une tristesse sombre qui porte l'animal à se cacher; il
se retire dans sa niche; il est comme crispé sur lui-
même, il se pelotonne, cache sa tête entre sa poitrine

et les pattes de devant et reste des heures entières dans cette position. Ensuite, il devient inquiet, s'agite continuellement sans pouvoir trouver une place qui lui convienne; il déplace, — en la grattant avec les pattes de devant, — sa litière qu'il rassemble sous le ventre; quelquefois aussi il y mord et la secoue violemment avec les dents, — ce qui doit être considéré comme un symptôme certain.

Dépravation de l'appétit. — Un phénomène très-important à noter, c'est que l'appétit est constamment dépravé; l'animal refuse sa nourriture, ou bien il la prend avidement et la rejette ensuite. Il avale, avec une sorte de voracité, les matières les plus étrangères à l'alimentation, de la paille, des cailloux, du charbon, même ses propres excréments. Il va lécher des objets froids, les murs, avec persistance : M. Youatt indique ce dernier fait comme un symptôme sûr pour le diagnostic. — Beaucoup de chiens lèchent leur propre urine ce qui, — d'après M. Hertwig, — peut passer également pour un signe très-certain de la maladie.

Hurlement de la rage. — Il est un signe toujours caractéristique de la rage chez les chiens, — auquel il est impossible de se tromper et que n'oublient jamais ceux qui l'ont entendu une seule fois, c'est *l'altération de la voix et de la manière d'aboyer.* La voix baisse un peu de ton, devient en même temps un peu rauque, et enfin, après que les chiens ont beaucoup aboyé, elle est tout à fait éteinte ou enrouée. — Les chiens enragés ne font pas, comme les chiens bien portants, entendre chaque aboiement d'une manière isolée, c'est-à-dire séparé de l'aboiement précédent, mais, — le museau en l'air, — ils commencent par un aboiement, traînent la voix en hurlant et en haussant un peu le ton, de façon que le tout est un milieu entre l'aboiement et le hurlement. — Dans quelques cas, selon la remarque de M. Youatt, l'altération de la voix consiste en un aboiement intérieur rauque. — Cette altération signalée de la voix et de l'aboiement est tellement caractéristique que presque chacun, pour peu qu'il connaisse la voix d'un chien, en est frappé, et peut, par cette seule altération, conclure avec assez de certitude à l'existence de la rage, même lorsqu'il ne connaît rien des autres qualités du chien.

M. Hertwig a observé que, chez presque tous les chiens affectés de la rage, il survient, un peu plus tôt ou un peu plus tard, mais ordinairement dans les 2 ou 3 premiers jours, une *tendance à s'échapper de la maison du maître*. — Au bout de 24 heures à peu près, la plupart reviennent.

D'après le même auteur, les chiens montrent également, dans la plupart des cas, dès le début de la maladie et pendant toute sa durée, une *tendance à mordre* ; mais cette tendance n'est ni continue, ni également vive ; de même toutes les causes ne la provoquent pas avec une égale facilité. Certains chiens ont, dès le début de la maladie, une violente envie de mordre, qui s'adresse à des hommes, à des chiens ou à d'autres animaux, ou même à des choses inanimées, et ils courent en mordant sur tout ce qui se *meut* autour d'eux ; ils mordent à coups répétés dans du fer qui leur est présenté, au point de se casser les dents. Quelques-uns déchirent même avec violence leur propre corps, principalement leurs pattes et les *parties mordues* antérieurement par un chien enragé. — Chez quelques chiens, l'envie de mordre est même le premier symptôme distinct. — Dans d'autres cas, l'envie de mordre ne se présente qu'au 2e et 3e jour de la maladie. — L'envie de mordre des chiens enragés est excitée le plus par d'autres chiens, par des chats, par des oiseaux de basse-cour, moins par les autres grands animaux et moins encore par les personnes. Il est curieux et même important pour le diagnostic, de remarquer cette propension du chien enragé à se jeter surtout sur les individus de son espèce. Quelquefois même dans un cas douteux, il suffit de mettre un chien en présence du malade pour décider immédiatement la question. Et, chose non moins singulière, c'est que la présence du chien est un excitant pour toutes les autres espèces dans la même circonstance ; chez le cheval, le bœuf, le mouton, on en a observé de fréquens exemples.

Il faut bien se pénétrer de cette vérité, que l'*apparence extérieure* d'un chien affecté de la rage furieuse ne diffère que peu, ou même pas du tout, — dans les premiers temps, — de l'état de santé : le regard est vif, le poil est lisse, les mouvements en liberté son réguliers ; le chien boit, il connaît son maître et obéit à ses ordres. Mettez l'animal à l'abri de toute émotion, de *toute excitation extérieure*, — à laquelle il se montre excessivement sensible, — et il mourra sans manifester aucun signe de fureur ; M. Sanson en a vu, et en rapporte des exemples. — Mais, au contraire, irritez-le, provoquez-le, aussitôt les yeux exprimeront la férocité, les altérations signalées plus haut, la fureur, l'*accès de rage*, en un mot, se produiront, — et alors l'aspect des animaux naturellement hargneux et méchants deviendra terrifiant.

Il est à remarquer que dans les cas les plus ordinaires, quand la rage commence, le chien semble redoubler d'attachement pour son maître envers lequel il est même plus caressant qu'à l'état de santé — et cela est d'autant plus dangereux, que, sur la foi de cette croyance vulgaire, pour laquelle la rage est le synonyme obligé de fureur, de férocité, etc., on se livre presque sans défense à l'inoculation du virus rabique, soit en négligeant une légère morsure que l'animal peut faire dans ce moment, soit seulement en n'évitant pas avec soin le contact de sa salive avec quelque légère plaie que l'on peut avoir. C'est donc toujours une malheureuse habitude, souvent une imprudence, que de se laisser lécher la figure ou les mains par ces animaux. Là, sans doute, se trouve une des causes les plus fréquentes de la rage communiquée à l'homme (1).

Une *erreur* que l'on ne saurait trop combattre est ce *préjugé* qui fait de l'horreur de l'eau (hydrophobie) un caractère essentiel de l'affection rabique. La rage se distingue, au contraire, par une soif intense, que l'animal satisfait avidement jusqu'au moment où la paralysie qui survient dans les dernières périodes de la maladie rend toute déglutition impossible ; cette soif ardente est le résultat d'une inflammation de l'arrière-gorge (*angine rabique*), que l'on attribue souvent à une cause mécanique, à un os avalé, etc. — On voit, non-seulement, les chiens enragés boire l'eau fraîche avec avidité ; mais, on en a vu, soit de leur propre mouvement, soit parce qu'ils étaient poursuivis, se jeter dans une rivière, la passer à la nage et mordre sur l'autre rive des hommes et des animaux. Beaucoup d'expériences ont encore démontré qu'ils souffraient très-tranquillement qu'on les arrosât avec de l'eau, et qu'il n'en résultait ni convulsions ni autres symptômes graves. — On doit insister avec d'autant plus de force sur ce point, que la plupart des gens du monde, et des médecins même instruits, mais peu au courant des études vétérinaires, se croient fondés à affirmer qu'un chien n'est pas enragé parce qu'il n'a pas horreur des liquides. On pourrait presque recommander, plutôt, de se défier d'une trop grande appétence des boissons, lorsqu'elle n'a pas de motif suffisant et connu.

L'inflammation et la douleur du gosier, chez le chien enragé, est essentielle à noter, à cause de l'erreur dan-

(1). « Chez deux des personnes atteintes, la maladie fut communiquée par de petits chiens familiers, qui, habitués à lécher le visage de leurs maîtres, ont imprégné de virus les lèvres excoriées. Ce mode de contagion, observé déjà plus d'une fois, ne saurait être signalé trop hautement comme exemple du danger de semblables habitudes. » (Tardieu, *Rapport ann.* 1852.)

gereuse qu'elle peut faire naître. C'est ainsi que, ne pouvant avaler, l'animal fait des efforts comme pour se débarrasser d'un objet qui l'incommode au fond de la gueule, et, pour tenter l'extraction de ce corps imaginaire, on risque une morsure. Pour s'assurer de la vérité, on remarquera si la gueule reste toujours ouverte ; quand il y a réellement un corps étranger, elle ne se ferme pas dans des intervalles de repos, comme on le voit lorsque c'est la rage qui produit le phénomène.

L'écoulement de la salive, de la bave filante qui apparaît aux coins de la gueule du chien, — phénomène regardé comme infaillible par les gens du monde, — est également un signe très-équivoque et incertain de la rage. — Au début, la bouche des chiens enragés est, au contraire, dans la plupart des cas, plus sèche que dans l'état sain et ordinairement tout à fait sans écume ni salive. — Ce n'est qu'à la dernière période de la maladie, — alors que la paralysie a succédé à l'angine rabique, — que s'écoule parfois mécaniquement au dehors la salive, qui n'a cessé d'être sécrétée, et dont la déglutition est devenue impossible.

On croit ordinairement que les chiens enragés laissent pendre la queue entre les jambes, ou qu'ils la tiennent même recourbée entre celles-ci vers le ventre ; mais cela n'est pas exact d'une manière générale. Car, tant qu'ils ont encore un peu de force, les chiens portent la queue tout à fait comme des chiens en santé, plus ou moins relevée ou courbée, et ils en frétillent à l'occasion. Ce n'est qu'alors que la faiblesse augmente visiblement, qu'ils laissent pendre la queue et qu'ils la serrent bien aussi entre les jambes de derrière, quand ils sont poursuivis.

La marche des chiens enragés ne se distingue, dans les premiers temps, en rien de la marche ordinaire ; mais plus la maladie dure, plus les malades se montrent faibles de l'arrière-train, de façon qu'ils chancellent en marchant et finissent par être en grande partie ou totalement paralysés du derrière. — C'est une erreur que de prétendre que les chiens enragés ne vont jamais que tout droit devant eux, car on les voit souvent dévier de leur route tantôt à droite, tantôt à gauche, surtout lorsque des animaux placés à proximité ou d'autres circonstances les y engagent.

Lorsque la maladie arrive enfin à son terme, elle se traduit par un *amaigrissement extrême* et un épuisement complet : le poil est rude et rebroussé, la gueule est ouverte, la langue pendante, noire ; l'animal enragé cherche à s'isoler, s'accroupit et meurt. Cette mort a lieu ordinairement du 6e au 8e jour, — quelquefois subitement vers le 4e ou 6e jour.

IV. — *Causes de la rage.*

Le développement spontané de la rage n'a encore été jusqu'ici observé, dans nos climats, que dans deux genres d'animaux, le genre *chien* et le genre *chat :* le chien, le loup, le chat, le renard, etc., tous éminemment carnivores. — La production de la rage par *contagion* est cependant la plus ordinaire. — Le *virus* de la rage se trouve dans la salive de l'animal enragé, et la morsure est généralement la voie par laquelle il se transmet dans le corps des chiens ou autres animaux mordus.

Quant aux causes qui amènent la production spontanée de la rage, on ne connaît jusqu'ici rien de certain. Une première serait une *forte chaleur* en été, et un *froid rigoureux* en hiver ; mais il est reconnu que la maladie apparaît dans toutes les saisons. — Une seconde cause serait la *privation d'eau* ou en général de boisson ; mais les preuves manquent encore ici ; car on voit très-fréquemment cette maladie se déclarer chez des chiens qui avaient continuellement de l'eau fraîche en abondance, — tandis qu'elle n'est pas plus fréquente chez les chiens qu'on laisse souffrir de la soif. — On a remarqué, seulement, dit **M**. Hertwig, que les chiens qui gagnent le plus vite ou le plus souvent la maladie, sont surtout ceux qui sont naturellement très-irritables, farouches ou hargneux, — ainsi que ceux qui ont conservé une grande irritabilité à la suite de convulsions survenues dans la maladie des chiens.

La rage ne reconnaît d'autres causes chez l'homme que la contagion ; et celle-ci s'exerce par une seule voie directe et immédiate : l'inoculation du virus rabique développé chez les animaux domestiques ou sauvages que nous avons indiqués (chien, chat, loup, renard, etc.) et dont l'unique véhicule est la bave qu'ils déposent dans leurs morsures. Il est parfaitement démontré que ni le lait, ni la chair d'un animal enragé n'exercent d'action contagieuse. Bien que la rage puisse être transmise des animaux carnivores aux herbivores, et de ceux-ci aux individus du même genre, il ne paraît pas que ces dernières espèces aient le pouvoir de communiquer la maladie à l'homme. — La rage ne se communique pas de l'homme à l'homme, il n'a jamais été possible d'inoculer la rage d'un homme aux animaux. — Du reste, la contagion directe de la rage ne s'exerce pas d'une manière absolue sur toutes les personnes mordues. Le virus n'agit aussi que sur les surfaces dénudées ; il n'est pas certain qu'il soit absorbé par les membranes muqueuses.

V. — Moyens préservatifs de la rage.

On ne peut déterminer d'une manière absolue les moyens préservatifs de la rage, puisqu'on ne connaît pas avec certitude les causes de cette maladie. Cependant, l'observation des règles hygiéniques suivantes peut aider puissamment à prévenir le développement ou la propagation d'un des maux les plus horribles qui affligent l'humanité.

Règles hygiéniques. — 1° Celui qui possède des chiens doit leur donner des soins conformes à leur nature, et notamment il doit ajouter un peu de viande à leur nourriture et leur donner constamment pour boisson de l'eau fraîche en quantité suffisante.

2° Les chiens doivent être logés dans un endroit frais en été et modérément chaud en hiver.

3° On ne doit pas inutilement les irriter, les chasser ou les effrayer beaucoup.

4° Qu'on se défasse à temps de tous les chiens très-irritables, farouches, colériques et hargneux.

5° Il est très-convenable que tous les chiens qui courent librement dans les rues soient pourvus d'une muselière construite en métal ou en fil de fer, mais de façon que les animaux puissent avec elle ouvrir la bouche et respirer comme ils le feraient sans muselière.

6° Tout chien mordu par un chien enragé ou ayant été en contact avec lui doit être tué au plus vite.

7° Des chiens qui ont été en contact avec un chien fortement soupçonné de rage ou qui en ont été mordus doivent, pendant six mois, rester continuellement à l'attache ou être mis en sûreté de toute autre manière, à moins qu'on ne consente à les faire tuer, ce qui est toujours préférable. Toutefois, la conservation d'un pareil chien ne doit jamais se faire clandestinement, mais avec autorisation et sous la surveillance de la police, ainsi que sous l'observation constante du chien par un vétérinaire.

8° Lors d'un changement survenu dans la manière d'être d'un chien, on doit l'enfermer à temps dans un lieu sûr ou le mettre à l'attache et l'observer pendant quelques jours, jusqu'à ce qu'on ait une opinion claire sur l'état de l'animal.

9° Tous les chiens réellement affectés des signes de la rage doivent être tués sans perte de temps, dans la supposition que personne n'en ait été mordu; si cela avait eu lieu, il vaudrait mieux, pour pouvoir convaincre le médecin traitant de l'état de l'animal, le conserver en vie jusqu'à ce que le but soit atteint (1).

10° Les animaux enragés tués ou morts doivent être enterrés à 6 pieds de profondeur et saupoudrés de chaux. Les ustensiles à leur usage, tels que bacs pour nourriture ou boisson, les couvertures, la litière, la niche, etc., seront brûlés ou enterrés ; les chaînes seront rougies au feu et le chenil devra être parfaitement désinfecté par du chlorure de chaux. On ne fera, en outre, usage de ce dernier qu'au bout de douze semaines.

11° Chaque fois que la rage s'est déclarée chez un chien ou bien qu'on a lieu de soupçonner cette maladie, le cas doit être aussitôt annoncé à la police de l'endroit, afin que celle-ci prenne les mesures de sécurité voulues.

12° Chaque contravention aux lois et réglements sur la détention des chiens et sur la préservation de la rage chez l'homme et les animaux doit être sévèrement punie.

13° Pour découvrir plus sûrement les contraventions aux lois et réglements, chaque chien doit être pourvu d'un signe de propriété délivré par l'autorité.

14° Enfin, le nombre des chiens inutiles doit diminuer autant que possible. Dans ce but aussi bien que dans celui d'une surveillance plus facile, la taxe des chiens est très-avantageuse.

VI. — Instruction du conseil d'hygiène et de salubrité sur les soins à donner aux personnes mordues par des animaux enragés.

« Le seul moyen certain de préserver des funestes effets des morsures d'un animal enragé est d'appliquer

---

(1) La conservation des chiens enragés offre, à moins de dispositions spéciales, de grands dangers.　　　　　　　　　G.-R.

le fer rouge sur les morsures. L'expérience prouve que cette application est d'autant plus efficace qu'elle suit de plus près l'accident ; d'ailleurs elle est d'autant moins douloureuse que le fer est plus fortement chauffé.

« En conséquence, lorsqu'une personne a été mordue par un animal enragé ou supposé tel, il convient d'appliquer tout de suite et profondément sur les blessures un morceau de fer chauffé à blanc ; un fer à plisser, un bout de tringle, le manche d'une pelle, un fragment quelconque de forme étroite et allongée, peuvent être employés partout et instantanément à cet usage.

« En attendant que le fer soit chauffé, on aura soin d'exprimer les blessures, afin d'en faire sortir la bave ou le sang qui les imprègnent.

« On pourra même laver les blessures avec de l'alcali volatil étendu d'eau, de l'eau de savon, de l'eau salée, de l'eau de chaux, et, à défaut de ces liquides, avec de l'eau pure.

« Dès que le fer sera prêt, on se hâtera d'essuyer les plaies et de les brûler profondément. L'emploi du fer chaud rougi à blanc n'est pas seulement plus sûr que celui des divers caustiques solides ou liquides quels qu'ils soient, il cause aussi moins de douleur.

« On ne devra donc pas hésiter a y recourir de préférence à tout autre moyen.

« On ne saurait trop rappeler au public le danger des prétendus spécifiques que vendent et distribuent les charlatans. On ne connaît jusqu'à ce jour, nous le répétons, de préservatif certain contre la rage que la cautérisation pratiquée comme il vient d'être dit.

« Il est bon de faire observer que toutes les fois que l'application du fer pourra être faite par un homme de l'art, il y aura avantage pour le blessé. Dans tous les cas il sera nécessaire d'appeler un médecin, même après l'emploi des moyens précités, attendu qu'il pourra seul bien apprécier la profondeur des blessures et l'effet de la cautérisation qui resterait sans efficacité si elle avait été faite incomplétement.

« Comme il est utile de constater si les chiens qui auraient fait des morsures sont réellement enragés, il faut se garder de les tuer, ainsi qu'on le fait ordinairement. Il vaut mieux, si la chose est possible et sans danger, les conduire à l'école vétérinaire d'Alfort (1), où ces animaux seront toujours reçus.

» Lu et adopté dans la séance du 25 octobre 1861.

« *Signé* : BOUDET, vice-président.
A. TRÉBUCHET, secrétaire. »

CONCLUSION.

L'importance des préceptes que nous venons d'exposer n'échappera à personne, et leur vulgarisation sera un service rendu à l'humanité ; nous engageons donc les hommes d'intelligence et de cœur entre les mains desquels tombera ce petit opuscule, à répandre autour d'eux ces notions pratiques : pour nous, nous serons assez récompensés si nous avons pu contribuer, pour notre faible part, à faire comprendre avec M. Sanson, que *le meilleur préservatif de la rage, c'est la connaissance exacte des phénomènes insidieux, et peu connus généralement, du début de cette terrible affection.*

(1) Ou s'il en existe, à toute autre école, ou infirmerie vétérinaire.

Le Mans. — Impr. Beauvais, place des Halles, 19.

www.ingramcontent.com/pod-product-compliance
Lightning Source LLC
LaVergne TN
LVHW021907180726
843502LV00008B/2927